JN076207

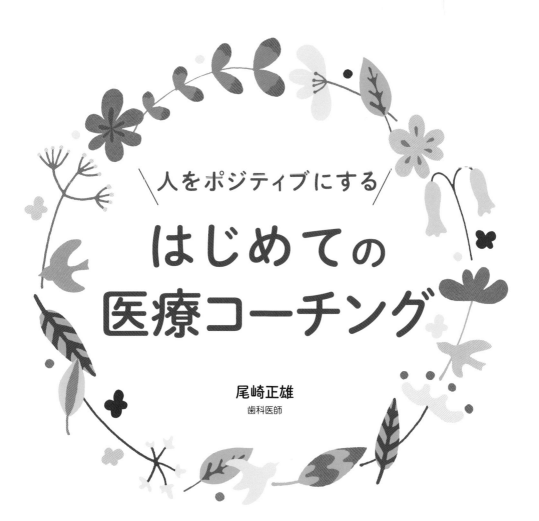

\人をポジティブにする/

はじめての
医療コーチング

尾崎正雄

歯科医師

Dd デンタルダイヤモンド社

はじめに

　私は5年ほど前に、米国の歯科大学で教育されているう蝕予防システム「CAMBRA」に興味をもち、米国人が講師を務める講演会に参加しました。そのなかで、個人の生活環境はそれぞれ異なるため、自己管理方法も個人に合わせる必要があると学びました。そして、う蝕予防の目標設定を患者自身に行わせるには、コーチングが必要であると知りました。それからは、コーチングに関する本を読んだり、コーチングスクールに通ったりして、人との接し方や信頼関係を構築するためのコミュニケーション方法を学びました。現在、私はコーチングの認定資格を取得し、患者さんやスタッフとのコミュニケーションに活用しています。コーチングを学んだことで、医局員から「話し方が変わった」、「話しやすくなった」と評価を得て、効果を実感しています。

　最近、あらゆる面で子どもたちと保護者の生活力が低下しているように思えます。子どもたちのう蝕は減少していますが、その反面、多発性の重症う蝕保有者も増加しており、う蝕の二極化がみられるようになりました。その背景には、生活格差、教育格差、健康格差、社会的格差があり、保護者の養育態度や社会的背景などが大きく関与しています。また、子どもたちも、夜遅くまでゲームやYouTubeなどの動画を視聴するなどにより、生活習慣が乱れています。昔といまで、子を思う親の気持ちに変化があるとは思えませんが、あきらかに家族を取り巻く社会と環境に変化が起こっています。

　私の子ども時代と比べて、いまは物が満ち溢れ生活は格段に豊かになっています。近年の豊かさの象徴ともいえるタブレットやスマートフォンの普及により、いろいろな情報が即座に得られるようになっています。患者や保護者は自分に必要な医療や歯科医院の情報をWebで検索し、いつでもどこでも即座に調べられます。子育ての方法も、親に相談するよりWebで検索し、

必要な情報を取捨選択して判断しています。その反面、子どもから発せられるヘルプは、保護者にとって想定外であることばかりで、ともすれば負担でしかないと思っているケースもあるのではないでしょうか。

　このように、情報の豊かさによって、かえって患者や保護者のストレスを招いています。そして私たち歯科医療従事者は、う蝕予防指導を見直す時期に来ています。すなわち、単なるブラッシング指導やフッ化物の塗布、予防填塞ではなく、患者がもっている情報を個別に整理し、自己管理を促す必要を感じます。本来、人間はポジティブで、やる気に満ちています。そこで得られた満足感やひらめきは、人が自立して生きるために、また、社会で生活を営んでいくうえで大切なことです。患者にも、生きていくうえで必要なことを学んでほしいと望んでいます。

　私は長年、小児歯科診療に携わるなかで、子どもたちも保護者も一様ではなく、個性に溢れており、どちらも成長過程にあることがわかってきました。そこで発せられるヘルプはポジティブな姿勢の表れであり、私たち歯科医療従事者はそれらを発見する姿勢をもち、子どもたちや保護者からのメッセージに真摯に傾聴すべきではないでしょうか。

　では、このようなコミュニケーションを図るために、私たちは患者や保護者とどのように接していけばよいのでしょうか。その一つの解決策が、医療関係者によるコーチングです。コーチングは人をポジティブにする働きがあり、患者や保護者をサポートできる方法の一つです。本書では、その基本から、診療の場で実際にどのように活用するのかまで学んでいきます。本書がみなさんの診療をより楽しくするきっかけとなり、患者に信頼される一助になることを期待しています。

2020年5月

尾崎正雄

CONTENTS

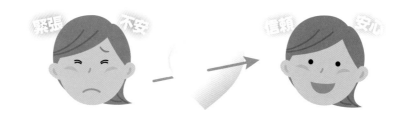

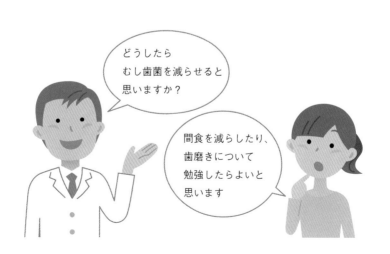

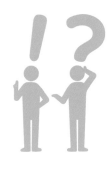

⓿❶ コーチングって何？

　コーチングとは、一言でいうと、対話によって患者を勇気づけ、気づきを引き出し、自発的行動を促すコミュニケーションツールです。コーチ（COACH）の語源は、乗り合い馬車から来ています。つまり、「現在の状態（現在地）から、手に入れたい成功やゴール（目的地）に辿り着けるようにする」という意味をもっています。すなわち、私たち歯科医療従事者は、コーチングを活用することによって大切な患者の健康状態を、患者が望んでいるところまで安全に送り届けることができます。また、歯科医療従事者がコーチングを実践することにより、患者が次のようなことをできるようになると考えられます。

● 自己管理の目標（ゴール）と達成イメージを明確にすることができる。
● ラポールを形成することで、歯科医療従事者に受け入れられているという安心感を与える。
● 気になっていることや心のわだかまりを話すことで、ストレスを減らす。
● 夢を実現するために何をすべきかが具体的になるため、行動が促される。
● 自分が得た成果や感じたことを話すことにより、目的の達成へ向けて意識を継続できる。
● 次回の来院を約束することで、怠け心を克服できる。

などです。

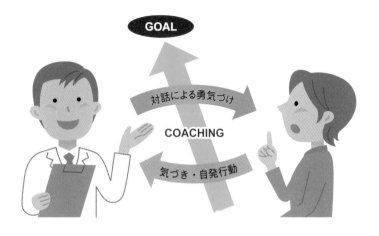

　コーチングでは、患者のもっている知識や経験などのスキルを、最大限に引き出して活用します。そのために何よりも大切なのが、患者に目標とゴールを設定させることです。これによって頭の中が整理され、自分の悪い生活習慣に気づき、予防に関する自発的行動が促されるのです。ですから、歯科医療従事者は、患者の可能性を信じて、「答えは患者自身がもっている」という考え方をもとに、コーチングを実践していきます。これをコーチングマインドといいます。患者と歯科医療従事者との良好な関係を築くために、ぜひコーチングを取り入れてみてください。

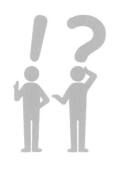

02 コーチングを行う前に 知っておきたいこと

 生きるための情動反応、快・不快

　人の行動は、快と不快から起こることをご存じでしょうか。人は生後３ヵ月ほどから快・不快の情動が芽生えるといわれています（図１）。

　快は、母親からおっぱいをもらう満足感や、母親から抱っこされる愛情表現から始まると考えられています。他方、不快は赤ちゃんがお腹を空かしたり、おしめが濡れていたりする状況から来る情動であるとされています。快からは愛情や幸福感を、もう一方の不快からは恐怖や不安といったさまざまな情動反応が生まれてきます。人間の行動の本質は、このような快・不快といった感情にあるのです。

　精神分析医のジークムント・フロイトは、「人の行動は不快を避けて快を求めようとする傾向を示す」と述べています（快感原則）。また、心のエネルギー（リビドー）によって緊張が高められた状態は不快反応で、これを解消することが快に繋がります（現実原則）。つまり、快感を得るために、人はつらいことも我慢して頑張れる、というわけです。

　いずれにしても、人は欲求に従って快を求め、不快を避けようとする先天的な傾向があるというのが、基本的な考え方です。ですから、子どもがお菓子をほしがったり、面倒くさい歯磨きがなかなか習慣化しなかったりするのは、人間の本質なのです。大脳生理学的観点からも快・不快は、いろいろな生体反応を起こします。快・不快は、いろいろな感覚器で感知され、偏桃体

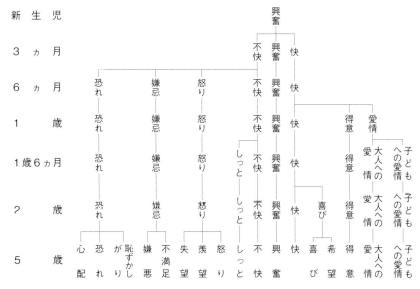

図❶　情緒の発達（Bridges, K. M. B）

を刺激します。そして、海馬や前頭葉と連携し、ある種の記憶や学習、また生理的機能に、基本的な役割を演じていることが知られています（**図2、3**）。

　このような観点から考えると、う蝕予防を習慣化させるには、患者本人にとって重要であると理解させるとともに、その行動が快く感じられるものでなければなりません。ですから、理解力の乏しい乳幼児期では、保護者にう蝕予防の重要性を理解してもらうことが重要になります。それには、保護者自身がう蝕予防に喜びと希望、そして満足することが大切です。

　また、子どもは2歳ごろになると、褒められることに対して快感が起こるようになります。したがって、保護者には、歯磨きをしたら褒めることを1セットにするように伝えます。もちろん、歯磨きを嫌がって行わない子どもには、怒る必要があります。しかし、いつも歯磨きのことで怒っていると、逆効果になります。人の行動を引き出すためには、叱咤は2割、褒め8割と、

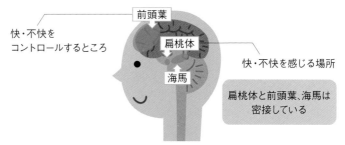

前頭葉

扁桃体

海馬

快・不快を
コントロールするところ

快・不快を感じる場所

扁桃体と前頭葉、海馬は
密接している

図❷　快・不快はいろいろな感覚器で感知され、扁桃体を刺激

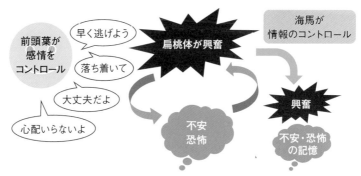

前頭葉が
感情を
コントロール

早く逃げよう

扁桃体が興奮

海馬が
情報のコントロール

落ち着いて

大丈夫だよ

心配いらないよ

不安
恐怖

興奮

不安・恐怖
の記憶

図❸　扁桃体の興奮を前頭葉がコントロール

保護者に理解してもらいましょう。

　学童期では、理解力や社会性が増し、学校での健康教育が重要になります。もし読者のみなさんのなかに学校歯科医の方がいれば、健康教育を行うことは使命であると考えてください。ただ、予防法を実践させるばかりではなく、このような快・不快といった本能をコントロールする方法を学びましょう。とくに小児歯科では、これを「オペラント条件づけ」として、行動変容に用いています。

小児や保護者に起こるバイオリアクション

　歯科医師や歯科衛生士は、う蝕予防が小児の健康において重要であること

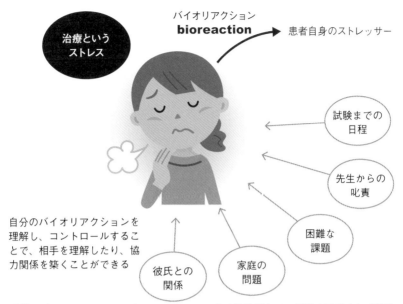

図❹　バイオリアクションとは、ストレスによる生体反応で、刺激を受けると感情的に反応してしまい、自分をちょっと否定されただけでも、攻撃的になってしまうこと

を保護者が理解できるように説明します。患者自身にとって大切なものでなければ、話自体が患者側の負担となり、不快感を与えてしまうことになるでしょう。また、このような状況で起こった不快な感情反応が、バイオリアクション（ストレス反応）を引き起こすことも知られています。

　バイオリアクションとは、不快な刺激を受けると感情的に反応してしまい、自分を少し否定されただけでも、攻撃的な生体反応を起こしてしまうことをいいます。国民生活基盤調査（平成27年度実施）によると、18歳未満の子どもがいる世帯における母親の就業率は68.1％となっています。したがって、小児歯科を訪れる母親の多くは、働きながら子育てをしており、日ごろのストレスも高い状態にあると考えられます。ですから、歯科医師や歯科衛生士の心ない一言が、バイオリアクションを引き起こすことになります（図4）。

人のバイオリアクションは、論理的思考、判断、言語処理、コミュニケーションの能力に関係し、その人のもっている本来のパフォーマンスを発揮できなくすると考えられています。患者や保護者と歯科医師の会話でも、知らず知らずのうちに不快な表現を使ったり、追い詰めたりすることがあります。このような場合、患者や保護者はバイオリアクションを起こしてしまい、歯科医師の説明や対応にネガティブな感情を示すことがあります。

 ## バイオリアクションを起こしてしまった会話例

　ここで、バイオリアクションを起こしてしまった保護者と歯科医師との会話の一例をみてみましょう。

　Dr.：お母さん、お子さんの口の中がたいへんな状態になっています。

保護者：どういうことでしょうか？

　Dr.：口の中がむし歯菌でいっぱいになっています。このままでは、お子さんは将来、むし歯だらけになりますよ。

保護者：そうですか……。

　Dr.：どうしてこのような状態になったのか、わかりますか？

保護者：よくわかりません。

　Dr.：一言でいうと、食生活が悪いと思います。それでは、いまから歯科衛生士にむし歯の原因と予防について話をしてもらいますから、よく聞いてください。

保護者：…………。

　Dr.：後で、次回の予約もとってくださいね。

　ここでは、歯科医師が小児の将来のために保護者の生活態度、とくに食生活を改めるように指導しています。歯科医師は小児と保護者を批判し、いままでの生活習慣を否定しています。歯科医師は、保護者にいままでの生活を反省してもらい、むし歯予防に前向きに取り組んでもらいたいと思っていま

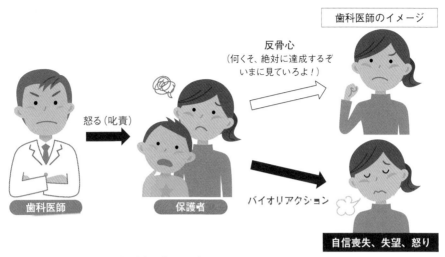

歯科医師のイメージ

反骨心
（何くそ、絶対に達成するぞ
いまに見ていろよ！）

怒る（叱責）

歯科医師

保護者

バイオリアクション

自信喪失、失望、怒り

図❺　歯科医師が患者や保護者に与えるバイオリアクション

す。一方の保護者は、歯科医師にネガティブな言葉を浴びせられ、歯科医師
の意図した方向に反して、バイオリアクションを起こしています（**図5**）。
このあと、保護者は自信を失い、自分に失望して心を閉ざしてしまうかもし
れません。もともと保護者は、子どもをむし歯に罹患させたことで、心のな
かはネガティブになっています。ですから、歯科医師はもっと積極的かつ前
向きなコミュニケーションを図り、むし歯予防にポジティブに取り組めるよ
う、患者側の気づきを引き出しながら、勇気づけることが必要です。このよ
うに、彼らと良好なコミュニケーションを積極的にとっていく方法が、コー
チングなのです。

人の記憶を引き出す

　人には、日ごろの生活に使っている現実的な記憶と、潜在意識下や前意識
下に貯められている無意識の記憶があります。それぞれが、よい感情や悪い

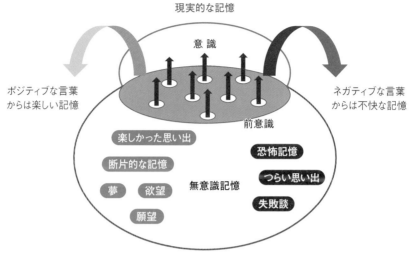

現実的な記憶

意 識

ポジティブな言葉
からは楽しい記憶

ネガティブな言葉
からは不快な記憶

前意識

楽しかった思い出

断片的な記憶

夢　欲望

願望

無意識記憶

恐怖記憶

つらい思い出

失敗談

図❻　無意識のなかの記憶

感情と結びついて、心の奥底に蓄えられています。人が意識して使っている記憶は、実生活で使っている現実的なものであり、氷山の一角でしかありません。

　また、人間の記憶は、単独・孤立して蓄えられているのではありません。とくに長期記憶では、それに前後して関連する記憶が関係しているといわれています。

　たとえば患者に、「あなたの最も楽しかった思い出は？」と尋ねたとします。すると患者は、記憶のなかの引き出しを開けて、昔、家族と食べた楽しい夕食を思い出したとします。そのときさらに、「そこで食べたものは、どのような料理ですか？」、「そのときあなたは、どのように感じましたか？」といった質問を加えることで、さらに深い記憶を呼び起こすことができます。

　このように、すべての記憶は感情に絡みながら、大脳の個別領域・共通領

域に例外なく収められています。普段は簡単に思い出すことのできない記憶が、潜在意識なのです。

　コーチングでは、無意識の記憶を表に引き出していきます。人はそれぞれ、無意識のなかによい記憶や悪い記憶の引き出しをもっています。コーチは決められた目的に従って、よい記憶とその行動の記憶を引き出す作業を行います。これにより、患者は目的に必要な記憶を言葉にしていきます。発せられた言葉は、患者や保護者自身に気づきを起こさせ、そして自発的行動を促します（図6）。

　コーチングでは、質問と会話によって、患者側が気がついたことやまとまりのない断片的な記憶をうまくまとめさせるなどを促していくのです。

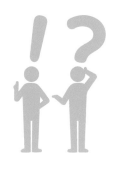

03 ティーチングとコーチングの違い

 コーチングは患者主体で行わせる双方向のコミュニケーション

　私たち歯科医療従事者は、むし歯予防のためにブラッシング指導（TBI）を行っています。しかし、一生懸命にブラッシング指導を行っても、患者は思うように歯磨きをしてくれません。また、なかなかリコールの定着率が上がらないといった問題を抱えている歯科医院も多いと思います。とくに小児へのブラッシング指導は、保護者の協力が得られないと、なかなかうまくいかないものです。

　もともと患者の生活環境や社会環境はそれぞれ異なっており、歯磨きに使える時間は生活パターンによって違います。画一的に決められた指導方法では、患者の生活習慣に合うとはかぎりません。

　従来の口腔衛生指導は、ティーチングやコンサルティングの手法で行われていました。これは、患者にとって一方的なコミュニケーションなのです。このような方法では、患者の自発的行動へと繋げることはできません。この指導により、歯科医師や歯科衛生士は満足感を得ることができるかもしれませんが、患者にとっての満足感や達成感はどうでしょうか。

　自己管理には、患者自身の決意と行動が必要です。コーチングでは、患者に問題点と改善点を気づかせ、目的と行動目標を考えさせることができます。このように、コーチングは患者主体で行わせる双方向のコミュニケーションといえます。

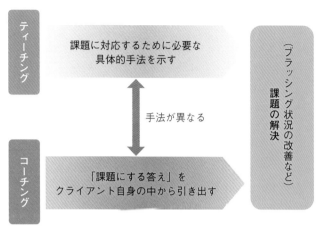

図❶　ティーチングとコーチングの違い

ここで、ティーチングとコーチングの違いについて考えてみましょう。

ティーチングとコーチングは、目的とする課題は同じでも、その手法は異なります。ティーチングでは、問題を解決するための具体的な方法を示したり教えたりします。それに対して、コーチングでは患者への質問により、患者のポテンシャルを引き出していきます（**図1**）。

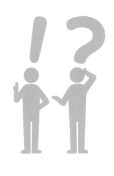

04 コーチングに必要な自己基盤力

　図1は、コーチングを行うための重要な考え方を示しています。コーチングにおいて大事なのは、患者との信頼関係と、歯科医師が患者を信じて支え、応援するコーチングマインドです。そして、それらを支えるのが、コーチングを行う歯科医師自身の「自己基盤力」です。コーチングを行うためにはさまざまなスキルが必要ですが、まずは患者との信頼関係を構築するための基本的態度が求められます。本項では、これらのことについて学んでいきましょう。

 「自己基盤」はなぜ必要なのか

　「自己基盤」とは人格のベースになるもので、一人ひとりの心のなかに存

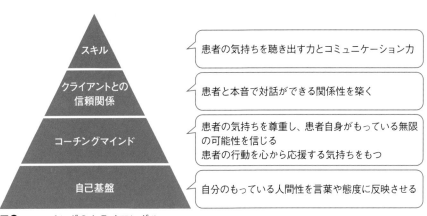

図❶　コーチングのトライアングル

在している基本理念といえます。

　たとえば、患者を前にして「動じない、動揺しない」、「人の言動や感情によってブレない」、「自分の感情や行動をコントロールできる」などが、「自己基盤」の確立に必要な要素の一部です。自己基盤が整っていないと、コーチングによるかかわりのなかで発生する問題に対処できないことになります。

　もし自己基盤ができていないと、コーチングを行う患者の言動に引きずられたり、自分の考えを言いすぎたりしてしまいます。つまり、コーチングを行う人は心に余裕がないと、相手に共感したり行動変容を起こさせたりすることはできません。共通した話題のなかで、自分の経験や失敗談を話すことで、患者とお互いの経験を共有することができます。

つねにポジティブな視点で捉える

　それでは、自己基盤を整えるには、どうすればよいのでしょうか？　最も大切なのは、自分自身がポジティブに生きること、そして他人を受け入れ、心から共感できるようになることです。そのためには、何かトラブルが遭ったときに、被害者的な態度で他人に接することはやめましょう。具体的には、好ましくない状況に遭遇したときに、「組織が悪い」、「社会が悪い」、「景気が悪い」といった理由を探して、納得する態度です。このような考え方はネガティブであり、患者をポジティブな感情へと導くことはできません。

　つねに、「起きた出来事から何を学べるのか」、「自分にとって、どんな意味をもたせることができるか」を、ポジティブな視点で捉えるように心がけましょう。このことは、心の余裕にも繋がってきます。そうすることで、質問に幅をもたせることができ、患者から情報を引き出す効果的な質問を導き出せるのです。

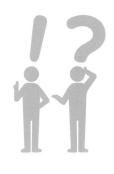

05 コーチングに必要なスキル

　口腔衛生指導は、いろいろな性格や教育経験をもった人たちに行うため、そのコミュニケーション方法が一様ではないことはあきらかです。従来の口腔衛生指導は、歯科医師や歯科衛生士からの一方通行になりがちでした。コーチングによる課題解決の方法は、問題の解決方法は患者自身がもっていると捉え、決して解決策の提示や指導は行いません。

　コーチングを行う最大のメリットは、予防習慣を自律的なものとし、患者のモチベーションを持続させることです。コーチングは、患者にやる気を起こさせるためにシステム化された方法ともいえます。それでは、コーチングはどのように行われるものなのでしょうか。

　コーチングに必要な基本的スキルは、「承認する力」、「聴く力」、「質問する力」、「リクエストする力」の4つです。それでは、それらの各スキルについて学んでいきましょう。

 承認する力

　まずは、患者の言動を承認することから始めましょう。承認とは、患者を一人の人間として認めることです。このスキルの目的は、患者に安心して話をしてもらうことです。このことにより、患者と歯科医師は信頼関係で結ばれていきます。そのためには、患者の話の内容を評価せず、話を聴いてあげる姿勢が必要です。

　たとえば、次のようなよくある会話例で考えてみてください。

Dr.：お子さんは、1日に何回歯を磨きますか？

保護者：朝1回だけです。

　この会話から、多くの歯科医師は眉を顰め、「食後3回は磨きましょう」と言いたくなると思います。しかしコーチングでは、決して評価や批判を加えてはいけません。まずは上から目線ではなく、同じ目線から承認して、次の会話へと繋げていきましょう。

　たとえば承認を加えると、次のようになります。

　Dr.：田中さんはお子さんの歯磨きについて、どのように思っていますか？

保護者：あまりうまく磨けていないように思います。

　Dr.：あまりうまく磨けていないと考えているのですね。どうしてそう思われるのですか？

保護者：朝1回しか磨いていないからです。

　Dr.：朝1回、磨いているのですね。他に何かありませんか？

保護者：磨き方もうまくないと思います。

　Dr.：磨き方もうまくないのですね。それでは、あなたが望んでいる歯磨きはどのようなものですか？

保護者：毎食後に磨いたほうがよいと思っています。

　Dr.：よいところに気がつかれましたね。何か私に手伝えることはありませんか？

保護者：一から磨き方を教えてもらいたいです。

　Dr.：わかりました。お子さんに合った歯の磨き方を、一緒にみつけていきましょう。

保護者：お願いします。

　Dr.：今日は田中さんと話ができてよかったです。来ていただいて、ありがとうございました。この次もお子さんの健康について、もっと具

表❶　存在への承認	表❷　行動や言動に対する承認
●挨拶をする	●ほめる
●名前を呼ぶ	●叱る
●声をかける	●評価する
●話の内容に共感する	●フィードバックをする
●変化に気づく	●アドバイスをする
●目を合わせる	●ねぎらう
●役割を与える	●お礼をいう
●誕生日・趣味などを覚えている	●表彰する
	●謝罪する

体的に話しましょう。

この会話例では、患者の歯磨きを批判せず、患者の意見を承認していることがわかります。それでは承認について、さらに勉強していきましょう。

承認には、「存在への承認」と「行動や言動に対する承認」があります（**表 1、2**）。

前述した保護者と歯科医師との会話でも、承認が行われています。もう一度、その会話例を見直してください。どこで承認が行われているでしょうか？最後の会話では、名前を呼び、保護者の来院に感謝しています。これらの承認に、目を合わせることやうなずきが加われば、より保護者への承認が高まります。

このように、患者や保護者との会話では、決して批判や相手を追い詰めることのないように、注意してください。

 聴く力

コーチングで最も大切なスキルは、「聴く力」です。聴く力とはつまり、患者自身に強い好奇心をもち、大切にしてきた生活習慣に想いを馳せ、共感

表❸ コーチング実施時の聴き手としてのポイント

1. 目線
2. ペーシング
3. 相づちを打つ
4. リフレイン（おうむ返し）
5. 促し（接続詞を使って聴く）
6. 話を最後まで聴く、待つ（沈黙する）
7. 要約する、言い換える

し、これまでの"人生"や"気持ち"を全身で聴き取りながら、患者の本当の課題、真に望んでいるものは何かを推し聴くということです。

　コーチングを行う者はよき聴き手として、まずは相手に自分の気持ちを聴いてもらえていると感じてもらう必要があります。具体的な方法としては、**表3**に挙げる7つがあります。

1．目線

　目線で重要なのは、「逸らしすぎず、合わせすぎない」ことです。コーチングは対面ではなく、90°のポジションで行いましょう。視線を合わせることには、心理的な距離を縮める効果があり、信頼関係の構築に有効です。しかし、患者をユニットに寝かせた状態でのコーチングは上から目線となり、あまり共感的な態度とはいえません。

2．ペーシング

　患者にペースを合わせることです。話す速度や声のスピード、トーン、話の間、表情などを合わせることにより、話しやすい雰囲気を作ることができます。たとえば、早口で話す患者には早口で、ゆっくりと話す患者にはゆっくりとしたペースで話しましょう。

3．相づちを打つ

　患者の話に興味を示し、聴いているという意思表示を明確に行います。これにより、コーチングを受けている患者は、聴いてもらえているという安心感を抱きます。話を聴いている途中でも、「うんうん」、「なるほど」、「へえ～」といった相づちが効果的です。

4．リフレイン（おうむ返し）

　コーチングを行っている歯科医師や歯科衛生士は、患者が述べた言葉を繰り返すことにより、患者に自分の言ったことが相手に伝わっているという印象を与えられます。たとえば、次のとおりです。

患者：食生活がよくないです。

Dr.：食生活がよくないのですね。

5．促し（接続詞を使って聴く）

　患者に、よりたくさん話してもらうための方法です。いろいろな接続詞を使うことにより、患者からの情報収集を効果的に行うことができます。たとえば、「それで？」、「それから？」、「他には？」と促すことにより、さらなる情報を引き出せます。

6．話を最後まで聴く、待つ（沈黙する）

　患者の言葉を途中で遮らず、最後まで聴くようにします。途中で患者の言動を評価したり、遮ったりしてしまうと、患者は話す気を失い、スムーズなコーチングができなくなります。また、患者が考えているときには話しかけず、考えをまとめる時間を与え、沈黙して待つということも大切です。

7．要約する、言い換える

　患者の言ったことを要約したり、言い換えてみることで、患者の真意を理解するようにします。そして、患者と歯科医師、歯科衛生士で納得のいく行動目標を作っていきましょう。

表❹　オープンクエスチョンの質問項目

- なぜ（why）
- 何を（What）
- いつ（when）
- どこで（where）
- だれ（who）
- どうやって（how）

 質問する力

　患者からの情報をうまく引き出すためには、質問する力が重要です。質問には、クローズドクエスチョンとオープンクエスチョンがあります。

　クローズドクエスチョンは、「はい」、「いいえ」で答えられるような、1つの答えで終わってしまう質問形式です。たとえば「お子さんは、1日に何回歯を磨きますか？」などは、回数を答えるだけで終わるので、クローズドクエスチョンにあたります。これは、医師や歯科医師が医療診断でよく用いている質問様式なので、つい使ってしまいがちです。クローズドクエスチョンでは、患者は「はい」、「いいえ」で答えるだけなので、一方的に話すこととなり、会話を弾ませることができません。

　前述した保護者と歯科医師の会話例では、「あなたはお子さんの歯磨きについて、どのように思っているのですか？」といったオープンクエスチョンを使っています。コーチングではこのオープンクエスチョンにより、患者や保護者に質問をしていきます。この質問形式により、コーチングを受ける側は頭を使って考えをまとめるので、アイデアを引き出すことができます。

　コーチングの基本は、患者にオープンクエスチョンを用いた質問を行うことです。オープンクエスチョンには、表4のような質問項目があります。

コーチングでは、これを「5W1Hの質問」といいます。

患者から何かを引き出したり発見したりするためには、why、what、howといった質問を行います。患者に行動を促すためには、when、where、whoなどといった質問を投げかけます。これらを用いることにより、患者や保護者は、頭のなかが整理され、目的に向かった行動をすることができるのです。

そこで、コーチングではポジティブな質問の組み立てにより、心の底にためられている患者自身のポジティブな感情や行動目標を引き出していきます。

コーチングの手法は、心理学分野におけるカウンセリングと手法が似ています。繰り返しになりますが、コーチングは問題や悩みを軽くするために行われるのではなく、患者に目的を明確にさせ、自己管理のモチベーションを上げるように促していきます。

リクエストする力

医療コーチングの基本姿勢は、患者の自発的な行動をサポートすることです。したがって、コーチングを行う歯科医師・歯科衛生士から、積極的に行動を促す指導や声かけをしないようにします。なぜなら、患者と歯科医師・歯科衛生士の間での「リクエスト」（要望）は、ともすれば「命令」になってしまうからです。

たとえば、「食後3回、歯磨きをしてください」などの指導は、とくに単調なコミュニケーションになりやすいものです。歯科医師・歯科衛生士からは「リクエスト」（要望）したつもりでも、患者にとっては、それが「命令」と感じられるものなのです。もっといえば、患者が断ることのできないような歯科医師・歯科衛生士からの「リクエスト」（要望）は、「命令」になってしまうのです。また、歯科医師・歯科衛生士の言うとおりに動くことにより、患者が自発的に考え、気づき、行動するという、コーチングが本来もってい

る効果の妨げになるとも考えられます。

　しかし、コーチングの最終場面で、コーチである歯科医師・歯科衛生士から患者に対して、行動を促したほうがよいという場面があります。それは、患者が行動目標を決めて、実行に移すときです。

　コーチングで患者にリクエストするのは、次のような場面です。

- 患者が結果を出さない
- 患者がなかなか行動に移さない
- 患者ができることだけに取り組んで、成長している実感がなさそう

　コーチングで行う患者へのリクエストは、お互いの信頼関係のもとで、患者の行動への迷いを断ち切ることに効果的です。行動の主体者はあくまで患者なので、もちろん患者にはリクエストにNoと意思表示する選択権はあります。しかし、それまでに行った患者自身による目標設定から、Noというネガティブな態度は、ある意味で患者にプレッシャーをかけるものです。だからこそ、歯科医師・歯科衛生士は患者に強力な行動を促すことができるのです。

　リクエストの後に、「大丈夫、○○さんならできますよ」と後押しを加えるのも効果的です。信頼のおける歯科医師・歯科衛生士からの提案や強力なリクエストがあれば、自然とやる気になり、実際に行動へと移す強力なモチベーションを得ることができます。

　また、患者自身で決めた行動目標を確実に実行させるために、「やる！」という決断を口に出して表明させると、その実行力は高まります。それを促すために「○○をしてみませんか？」、「○○をしてください！」、「次回までに○○をすると約束できますか？」などを、患者にリクエストします。

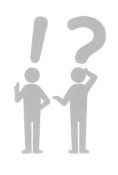

06 本音を言える信頼関係を作る

ラポールの形成

　患者の多くは、「自分の意見を言っても、どうせ聞いてくれない」と考えています。患者に予防習慣を身につけてもらうためには、まず、この「諦め」を取り除かなければなりません。歯科医師や歯科衛生士は患者に対する固定観念を捨て、真摯にその意見に耳を傾け、否定することなくすべてを受け入れてあげてください。「この先生は自分の意見を受け入れてくれる」という信頼関係を徐々に築いていくことが最初のステップです。

　患者や保護者とのコーチングおよび質のよいコミュニケーションを行うには、患者側との信頼関係が必要不可欠です。その鍵となるのが、ラポール形成です。ラポール形成ができていないと、どんなにあなたが相手の健康を心配しても、相手はあなたの話を聞いてくれません。また、どんなにあなたが診療をうまく行っても、よりよい人間関係を築くこともできません。

　反対に、ラポール形成ができると、初診から始まる人間関係でも患者から安心感や信頼感を獲得でき、円滑にコミュニケーションを進められます。最初に行うアイスブレイクや、目標設定のためのコーチングには時間をかけて、信頼関係を築きましょう。

アイスブレイク

　医療コーチングを行ううえでも、信頼関係がなければ患者は本音を話して

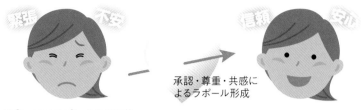

図❶　アイスブレイクの目的

承認・尊重・共感に
よるラポール形成

くれませんし、具体的な行動目標を決めることもできません。まずはアイスブレイクで心をほぐしていきましょう。

　アイスブレイクとは、初診で会う患者や、コーチングの初日で対面するときに、場の緊張をときほぐすために用いられる手法です。相手の心を和ませ、コミュニケーションをとりやすい雰囲気を作り、これから行うコーチングの目的の達成に、積極的にかかわってもらえるようにする技術を指します（図1）。これはアイスブレイキングとも呼ばれ、患者の不安や緊張、患者とのギクシャクした関係を氷にたとえ、「硬い氷を壊す、溶かす」という意味をもっています。

　アイスブレイクでは、自己紹介をしたり、患者が小児の場合は、簡単なゲームをしたりします。これを行うには、いくつかのポイントがあります。まず、患者には生きてきた経験のなかで、見聞きしたことがあります。その体験や、患者自身がもっている世界観を承認することが大切です。自分の影響力を顕示するような方法では、真のラポール形成は難しいでしょう。つまり、「相手と信頼関係を作りたい」という、あなたの誠実な気持ちが大切になります。

 似たものへの共感

　人は、自分との類似性に共感をもつ性質があります。すなわち、人は自分

と似たものに安心感や好感を抱きます。

　たとえば初めて会った人が、同じ出身地であるとわかったときに、安心感や好感を覚えた経験がある方も多いと思います。さらに趣味が同じだとわかれば、距離感がぐっと縮まります。このように、境遇や環境、また趣味、好きなスポーツや音楽が自分と近しいと、それだけで安心感、好感、親和性が高まります。つまり類似性があると、防衛本能ともいえる自分の殻を解除し、相手に近づきやすくなるのです。この類似性の法則をもとにラポール形成が行われます。したがって、相手に合わせていくことが重要になるのです。そのことを具体的な行動で示したのが、傾聴です。

 ## 自己重要感

　人には、自分の存在を認められたいという欲求があります。これは、前述したフロイトの快感原則にも通じることで、快感から枝分かれした愛情を求める本能的欲求から来ています。つまり、自分の存在を認めたいし、他人からも必要な人間として受け入れられたいというものです。それを自己重要感といいます。

　自己重要感が満たされている場合、自分自身に肯定的な思考、感情、行動を生むため、コーチングを行う患者に充実感や満足度を与えることができます。逆に自己重要感が低いと、自己否定やマイナス思考に陥り、自分の可能性に否定的になりがちで、歯科医師・歯科衛生士との会話自体にストレスを感じることがあります。そのため、自己重要感を高められるかどうかは、コーチングにおいて、非常に大切なテーマになります。

　すなわち傾聴では、あなたが聴きたいことを聴くのではなく、患者が言いたいことを聴いていく姿勢が必要です。傾聴は、ただ単に話の聴き方ではなく、患者の世界を尊重し、共感し、大切な人であると思って接していくことで患者と向き合う、基本的な姿勢そのものです。

表❶ アイスブレイクのメリット
● 緊張を和らげる
● コミュニケーションを円滑にする
● 相互理解を深める
● 会話への積極的な参加を促進できる
● ラポール形成ができる（信頼関係）

表❷ 話題に困ったら「木戸にたてかけし衣食住」
● き（季節）
● ど（道楽）
● に（ニュース）
● た（旅）
● て（天気）
● か（家族）
● け（健康）
● し（仕事）
● 衣（ファッション）
● 食（食べもの）
● 住（住まい）

 アイスブレイクのメリットと"木戸に立てかけし衣食住"

アイスブレイクには、**表1**に挙げる5つのメリットがあります。

会話によって患者の心をほぐしていくことは、たいへん難しいです。たとえば、いきなりむし歯予防やむし歯の発生原因について患者や保護者に話をしても、心がほぐれることはないでしょう。まずは、コーチングする相手が話に参加できる、一般的な世間話をしましょう。これには、自分のもちネタが必要です。患者や保護者を前にして、話題に困らないよう、日ごろから自分のもちネタを作りましょう。ただし、自分中心的なネタはだめです。話題に困ったら、「木戸に立てかけし衣食住」を思い出してください（**表2**）。

このなかから、自分のもちネタをいくつか作っておくと便利です。たとえば、季節を題材にした話題作りを組み立てると、次のようになります。

Dr.：山田さん、今日はよく来ていただきました。最近だいぶ暖かくなってきて、桜の開花ももうすぐですね。

患者：えぇ、本当ですね。

Dr.：山田さんはお花見の予定はありますか？

患者：はい。毎年、職場の近くの公園でお花見しています。

Dr.：それはいいですね。僕も月末に公園でお花見を予定しています。

患者：へ〜、そうなんですね。

Dr.：桜はこの時期だけですからね。お互いに楽しみましょう！

表❸　気をつけたいタブーとされる話題「正宗の皿」

●政（政治）
●宗（宗教）
●の（野球）
●皿（サラリー）

　ここでは、お花見を話題にして、お互いが共感し合っているのがわかります。そのほかには、患者の趣味や休みの過ごし方などを聴いてもよいでしょう。なるべく話が盛り上がる共通の話題を探してください。

　コーチングでは、自分のことを積極的に話さないことが基本です。しかし、ラポール形成では自分のことを少し話して、共感を分かち合うことが信頼関係を築くうえで大切です。ただし、ラポール形成では話題の選択に注意が必要です。人が亡くなった話や、戦争の話などのネガティブな内容を含まないようにしましょう。そのほかにも、タブーとされる話題に触れてしまうと、患者との関係を悪くする可能性があります。タブーとされる話題には、「政宗の皿」と呼ばれるものがあります（表3）。

　たとえばプロ野球を話題にすると、贔屓（ひいき）にしているチームが異なったり、必ずしも野球が好きな人ばかりではないので、話が弾まなかったりする場合があります。私は野球にあまり興味がありませんが、タクシーに乗ると運転手から今日の野球の結果について話を聞かされることがあります。こんなときには、話を合わせたふりをしますが、早く目的地に着いてほしいと考えることがよくあります。また、宗教や政治も人それぞれ異なるので、個人の信条や好みが分かれる話題は避けましょう。

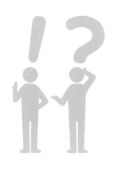

07 医療コーチングの手順

 医療コーチングを始める前に伝えたい、3つのこと

　アイスブレイクが終わったら、医療コーチングを始めます。これはだらだらと行うものではなく、時間を決めて実施します。通常はアイスブレイクを含めて30分程度を目処に行いましょう。そして、患者には使える時間を告げ、決められた時間を十分に生かすよう伝えます。医療コーチングを始める前に伝えることは、表1に挙げる3つです。

　これらは、医療コーチングを始める前に必ず伝えましょう。そうすることで、患者自身が医療コーチングを受ける心構えができ、安心していろいろなことを話してくれるはずです。コーチングの基本は、前述したとおり傾聴です。相手の話に耳を傾ける姿勢が大切です。本書中で解説した聴く力、オープンクエスチョンで、患者自身の考えを引き出していきます。

表❶　医療コーチングを始める前に患者に伝えること

1. コーチする側には守秘義務があり、話の内容は他言しないこと
2. 話したくないことは話さなくてよいこと
3. この時間は患者自身のためにあるので、十分に活用すること

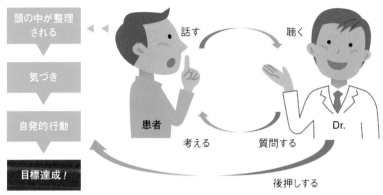

図❶　患者と医療スタッフとのコーチングスタイル

！　患者のイメージを引き出し、問題解決へ導く

　医療コーチングは、1対1の対話形式で行います。医療コーチングを行う歯科医師・歯科衛生士は、患者自身がもっている歯科医療のイメージを引き出すように、質問をしていきます。歯科医療従事者がいろいろな質問を行い、患者の頭を整理させ、問題解決の方法を導き出していくのです（**図1**）。

　通常のう蝕予防指導では、歯科医師・歯科衛生士から「問題解決をするためにどうしたらよいか」や、「どうしたら口腔内が清潔になるか」を指導していきます。しかし医療コーチングでは、患者自身に問題解決策をまとめさせていきます。

　歯科医師・歯科衛生士は、図1のように質問を行い、患者自身の考えを聴くことを繰り返します。質問をされた患者は、歯科医師・歯科衛生士に自分の考えを話していきますが、患者が話した内容に一切批判や評価をしません。患者に話をさせることで患者自身の頭の中でまとめるように促すのです。

　医療コーチングは目的をもって行われるものですから、一定の流れと仕組みが必要です。これをコーチングストラクチャー（コーチングの仕組み）と

表❷　GROW によるコーチングのストラクチャー（John Whitmore による）

G	Goal	**目標の明確化** どうなりたいのかを具体的にイメージする
R	Reality	**現状の把握** いまどうなっているのか。現状はどう作り出されたのか、原因は何なのか
	Resource	**資源の発見** 使えるものは何か。人・物・金・情報・時間など、利用できる資源を把握
O	Options	**選択肢の創造** 最低3つ以上の選択肢を設ける。選択肢がないと人はやらされていると感じる
W	Will	**目標達成の意思** 具体的な行動の約束をする。実行責任をもつ

いいます。通常のストラクチャーでは、まず話す内容の目標設定を行います（**表2**）。

　何を目標設定するのかも、患者自身に決めさせるのが基本です。しかし、医療コーチングでは、健康を回復するという目的がありますので、こちらから目標設定をしても構いません。

　たとえば、「今日は歯磨き習慣についての話をうかがいましょう」、「健康な体を取り戻すための生活習慣について考えていきましょう」といった目標を与えてもよいと思います。

　目法設定の次は、現状把握です。以下に現状把握の一例を示します。

 「現状把握」の会話例

Dr.：それでは、今日は山田さんの将来の口の健康について話し合いたいと思います。

患者：よろしくお願いします。

Dr.：まず、この前の検査結果をお話しする前に、少し質問させてもらって

もよいですか？

患者：はい。

Dr.：ありがとうございます。いま、山田さんはお口の中で、最も気になっていることは何ですか？

患者：今回入れた銀歯がどのくらいもつかが心配です。

Dr.：今回入れた銀歯のことが心配なんですね。それはなぜですか？

患者：またむし歯が増えるのではないかと、心配だからです。

Dr.：どうしてそのように思っているのですか？

患者：最近、むし歯が急にできてきたので、またむし歯になるんじゃないかと心配です。

Dr.：そのように感じていらっしゃるんですね。

患者：はい。

Dr.：それでは、いまのままの状態だと、山田さんの口の中は10年後にどうなっていると思いますか？

患者：歯槽膿漏にならないかが心配です。

Dr.：それは心配ですね。現在の口の中の状態を、どのように感じていますか？

患者：むし歯菌がたくさんいると思います。

Dr.：どうしてそのように感じているのですか？

患者：口がねばねばしているし、あまり歯を磨きませんから。

Dr.：そんなふうに感じているんですね。他に気づいていることはありませんか？

患者：歯の磨き方が雑になっていると思います。

Dr.：よい点に気がついていますね。それでは山田さんの口の中は、どれくらい清潔に保たれていると思いますか？　完全な状態を10とするとどれくらいのレベルにあると思いますか？

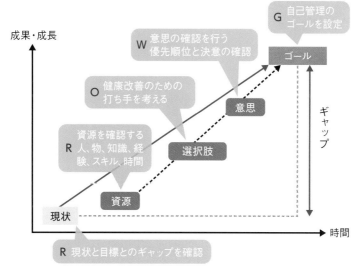

図❷　医療コーチングにおける GROW モデル

　この例文では、患者自身の気持ちや口腔内の状態などについて、オープンクエスチョンを使って聴いていることがわかります。ここでは、患者が話した内容について、決して否定や肯定をしていないことがポイントです。そして、この会話例では、聴き手側が患者の発言を承認していることがわかります。承認は患者にとって心地よい響きとなり、話を聞いてもらうことでさらに信頼関係が深まります。また、最後の会話のように、現状を具体的に数値化させることも、行動を促す目標設定には有効です。

 GROW モデル

　コーチングは、一般的に GROW モデルに沿って行われます（**図2**）。
ステップ1：G（Goal）；目標設定で患者の行動目標を作る
ステップ2：R（Reality、Resource）；現状の把握、資源の発見を行う
ステップ3：O（Options）；たくさんの選択肢を洗い出す

ステップ4：W（Will）；効果の高そうな、やるべきことを決める

ステップ5：実行のためのリクエストを行う

　ここで決める行動の内容は、「いつやるのか」、「どうなったら完了なのか」、「最初の一歩は何なのか」を明確にしておくと、患者は悩まずに行動できます。

　質問のポイントとしては、こちらから与えた行動目標ではなく、患者自身が目標を決められるように質問を加えていきます。たとえば、う蝕予防に関してなら、患者に主体性をもたせるようにします。予防は決してブラッシングだけではない！　ということを気づかせましょう。歯磨き習慣を含めたポジティブな生活改善によって、患者に1年後の自分が健康で幸福になっているイメージをもってもらいましょう。よい感情は、患者の行動を後押しします。また、不快な感情は、患者を逆行させることを覚えておいてください。

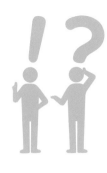

08 医療コーチングの実践例

　本項では、医療コーチングの一連の流れを、これまでに勉強したコーチング法を文例で復習してみましょう。

 医療コーチングを用いた予防指導

①Dr.：山田さん、今日はよく来ていただきました。最近、だいぶ暖かくなってきて、桜の開花もいよいよ発表されましたね。

②患者：えぇ、本当ですね。

③Dr.：山田さんは、お花見の予定などはありますか？

④患者：はい。毎年、職場の近くの公園でお花見しています。

⑤Dr.：それはいいですね。僕も月末に、舞鶴公園でお花見を予定しています。

⑥患者：へ〜、そうなんですね。

⑦Dr.：桜はこの時期だけですからね。お互いに楽しみましょう！

⑧患者：えぇ。

⑨Dr.：それでは、今日は山田さんの将来の口の健康について、話し合いたいと思います。

⑩患者：よろしくお願いします。

⑪Dr.：まず、この前の検査結果をお話しする前に、少し質問させてもらってよいですか？

⑫患者：はい。

⑬Dr.：いまのままの状態だと、山田さんの口の中は10年後にどうなっていると思いますか？

⑭患者：また、むし歯が増えるのではないかが心配です。

⑮Dr.：どうしてそのように思っているのですか？

⑯患者：急にむし歯ができてきたので、他の歯もむし歯になるんじゃないかと心配です。

⑰Dr.：そんなふうに感じているんですね。

⑱患者：はい。

⑲Dr.：他に気になっていることはありませんか？

⑳患者：歯槽膿漏も心配です。

㉑Dr.：それは心配ですね。現在の口の中の状態を、どのように感じていますか？

㉒患者：むし歯菌がたくさんいると思います。

㉓Dr.：どうしてそのように感じているのですか？

㉔患者：口がねばねばしているし、あまり歯を磨きませんから。

㉕Dr.：よいところに気づきましたね。

㉖Dr.：いまから、この前行った検査結果について、私が感じたことをお話しさせてもらってもよいですか？

㉗患者：お願いします。

㉘Dr.：検査の結果は、やはりあまりよくありませんでした。

㉙患者：やはりそうでしたか。

㉚Dr.：とくに細菌検査の結果、むし歯菌が多かったです。

㉛患者：そうですか。

㉜Dr.：むし歯菌が増える原因としては、毎日の歯磨きでむし歯菌を減らされていないか、むし歯菌の好きな砂糖をたくさん食べているかです。この結果で、思い当たる点はありませんか？

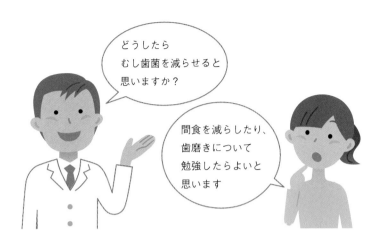

㉝患者：私は甘いものが好きで、よく間食をします。とくにチョコレートが好きなんです。

㉞Dr.：間食をされるんですね。実は私もチョコレートが好きで、前によく食べていました。

㉟患者：先生もチョコレートが好きなんですか？

㊱Dr.：歯医者の不養生ってことですかね。他に何か思い当たることはないですか？

㊲患者：歯磨きが足りていない感じがします。

㊳Dr.：どのような点で、歯磨きが足りないと感じているんですか？

㊴患者：毎日朝起きてから１回しか磨かないし、やり方も悪いんじゃないかと思います。

㊵Dr.：歯磨きのやり方が悪いと思っているのですね。では、どうしたらむし歯菌を減らせると思いますか？

㊶患者：間食を減らしたり、歯磨きについて勉強したらよいと思います。

㊷Dr.：よい点に気がついていますね。それでは、いま山田さんの口の中は、

どれくらい清潔に保たれていると思いますか？　完全な状態を10とすると、どれくらいのレベルにあると思いますか？

㊸患者：３ぐらいですかね。

㊹Dr.：その内訳はどうなっていますか？

㊺患者：自分の口の中の状態を知ったことと、むし歯予防の気持ちができたことから３にしました。

㊻Dr.：どうすれば、もう少し口の中を改善できると思いますか？

㊼患者：間食を減らし、歯磨きがうまくなると、少しはマシになると思います。

㊽Dr.：私も、そこが改善されたら、山田さんのお口の健康を保つことができると思います。それでは、何から始めたいですか？

㊾患者：間食を減らしたいと思います。

㊿Dr.：間食を減らすことから始めるのですね。いつから始めますか？

(51)患者：今日から始めます。

(52)Dr.：おぉ、今日からですか。どのくらい減らしますか？

(53)患者：半分くらいにします。

(54)Dr.：ずっと減らせそうですか？

(55)患者：努力してみます。

(56)Dr.：山田さん、何だか積極的になったように感じられます。私にできることがあったら、いつでも言ってください。

(57)Dr.：それでは２週間後に予約を入れますので、結果を教えてください。

(58)患者：はい。頑張ります。

(59)Dr.：期待してますね。今日は、山田さんとお話しすることができて、本当によかったです。

コーチングのキーワードに当てはまる番号を、以下に示します。

- アイスブレイキング：①～⑧
- 目標設定：⑨、⑩
- 現状把握：⑪～㊺
- 選択肢の設定：㊻～㊾
- 目標達成の意思決定：㊿、(51)
- リクエスト：(57)～(59)
- 共感と承認：①、⑤、⑰、㉑、㉕、㉞、㊷、㊽、(59)
- リフレイン：㉞、㊵、㊿
- 自己開示：⑤、㉞
- クローズドクエスチョン：③、⑪、㉖、(54)
- オープンクエスチョン：⑬、⑮、⑲、㉑、㉓、㉜、㊱、㊳、㊵、㊷、㊹、㊻、㊽、㊿、(52)

当てはまる番号をみると、共感と承認、オープンクエスチョン、そして現状の把握が多くなっているのがわかります。これらが医療コーチングの基本です。あなたもこのように会話パターンを作り、患者との会話のシミュレーションを行ってみましょう。

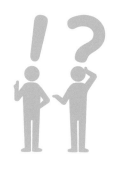

09 小さな目標から始めよう

 小さな目標で結果を出し、達成感を味わってもらう

　1回のコーチングセッションで、すべての問題が解決できるものではありません。また、患者の最終目標が高い場合、患者はなかなか目標を達成できないものです。このようなときには最終目標を分割して、少しずつ達成できるように導きましょう。

　たとえば、現状把握でいまの状態が、10段階の3であったとします。患者に、「目標を5まで達成させるには、どうすればよいと考えますか？」といった質問をし、乗り越えるべき課題を考えてもらいます。そして、患者が決めた行動目標をリクエストすることにより、小さな目標で結果を出してもらえます。これにより、患者は達成感を得ることができるのです。

　また、コーチングを行う歯科医師・歯科衛生士は、患者が出したよい結果を褒めることができ、承認することができます。そして患者は、次の目標へと自主的に臨むことができるようになります。

　このように、コーチングでは最終目的のイメージを達成させるために、小さな目標を設定し、数回のコーチングで行っていきます。通常コーチングは5〜6回を目処に、2週間隔で行います。また、1回のコーチングは30分間を目標とします。コーチングを続けることで、患者との信頼関係を深められ、さらに患者のやる気を継続させることができます。

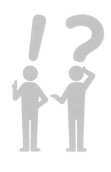

⑩ 視点を変える

 結果が出ないときの対処法

　コーチングを始めてしばらくすると、患者が膠着状態に陥っていたり、なかなか結果を出せなくなったりすることがあります。これは、「視点の固定化」が起こっているからで、視点を変える必要があります。このようなときには、コーチングを行っている歯科医師・歯科衛生士は、視点を変える効果的な質問をします。

　たとえば、患者自身の視点を変えるために、「あなたの友だちは、このことについてどう思っているのでしょうか？」、「あなたの友だちなら、どんなアドバイスすると思いますか？」といった、第三者の目線から考えるように促します。すると、いままで見えていなかったものが見えるようになり、現状把握や気づきが生まれることがあります。このような視点を変える質問パターンを、いくつか用意しておきましょう。

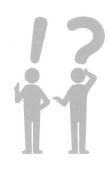

⑪ マイナスな習慣を変える 3つの方法

　GROW モデルの R（Reality、Resource）である「現状の把握」と「資源の発見」により、患者に「いまのままだと、どうなるのか？」と「習慣を変えると、どうなるのか？」を医療コーチングし、「変えたいマイナスの習慣」に気づいてもらいましょう。そして、新しい習慣を行っている自分をイメージし、さらにそれを身につけた自分をイメージさせ、まずは1つ、やらない行動を患者に決めてもらいましょう。

！ 小さな達成感を自信に変える

　決められた行動をリクエストし、次回の医療コーチングでその結果を聴きます。少しでも結果が出ていれば褒めて、小さな達成感を積み上げるようにしましょう。行動を褒めることで、患者に達成感を与え、「自信」に変えてあげる必要があります。歯科医師・歯科衛生士としての理想とは異なる、物足りない低い目標設定であっても、目標達成時には力いっぱい褒めてあげましょう。そして、失敗したときにも責めず、何が達成を妨げているのかを聴いてあげましょう。そうすることで、少しずつ自分自身の行動目標を具体的にしていきます。

！ 患者自身の意思決定による自己管理

　自信が芽生え始めたら、次は考えさせる範囲を広げていき、自分で意思決定し、自己管理ができるようにサポートしていきましょう。自分で意思決定

し、その結果に責任をもてるようになれば、自分の力で成長していくことができます。

　人間の行動は、自発的な意思の力によって行われます。本書でここまで取り上げてきた内容は、おもに大人の患者や保護者への医療コーチング方法です。乳幼児や障害児（者）には、歯科治療に対して自発的な行動がみられないことが多いと思います。小児に自発的な行動を促すためには、行動分析と行動変容の知識が必要です。

 ## 小児の行動変容

　小児の行動は、それだけが突然に起こるものではなく、環境との相互作用から生じています。歯科医師の存在そのものが不快刺激となっていることもあります。

　小児の行動を変容するためには、行動の前後に起こっている出来事を保護者とともに分析し、それらを変えていくことが必要です。つまり、小児の行動を変容させるために、まず保護者への医療コーチングが必要です。

　そして診療が終わるころには、小児と保護者によいイメージを与えるようにしましょう。たとえ治療中に泣いてしまった小児でも、楽しいお土産をもらうことで、あなたの歯科医院によいイメージをもつかもしれません。また、診療を受けたことを小児本人に「頑張ったね」と褒めることで、小児を承認することになります。医療コーチングと行動理論を勉強することにより、お互いの診療が楽しくなることでしょう。

● 著者プロフィール

尾崎正雄（おざき まさお）

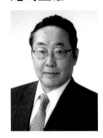

1981年	福岡歯科大学 卒業
1982年	福岡歯科大学 小児歯科学講座 助手
1992年	米国UCSF 客員准教授
1996年	福岡歯科大学 小児歯科学分野 講師
1997年	福岡医療短期大学 歯科衛生学科 准教授
2000年	福岡歯科大学 成長発達歯科学講座 成育小児歯科学分野 准教授
2012年	福岡歯科大学 成長発達歯科学講座 成育小児歯科学分野 教授
	現在に至る

日本小児歯科学会 常務理事 専門医・指導医
日本小児口腔外科学会 理事 認定医・指導医
日本外傷歯学会 理事 認定医・指導医
GCS認定コーチ

人をポジティブにする
はじめての医療コーチング

発行日	2020 年 6 月 1 日　第 1 版第 1 刷
著　者	尾崎正雄
発行人	濱野　優
発行所	株式会社デンタルダイヤモンド社
	〒113-0033 東京都文京区本郷 3-2-15 新興ビル
	電話 = 03-6801-5810 ㈹
	https://www.dental-diamond.co.jp/
	振替口座 = 00160-3-10768
印刷所	能登印刷株式会社

ⓒ Masao OZAKI, 2020
落丁、乱丁本はお取り替えいたします